Union vétérinaire et agronomique du Nord-Finistère.

Assemblée de Landivisiau, le 1er février 1882.

DE L'INSPECTION SANITAIRE

DES

FOIRES ET MARCHÉS

DANS

LA PREMIÈRE CIRCONSCRIPTION DU SERVICE DÉPARTEMENTAL DES ÉPIZOOTIES

Et de l'application de la loi du 21 juillet 1881

RELATIVE

A la Police sanitaire des Animaux domestiques, dans le Finistère.

ANGERS

IMPRIMERIE LACHÈSE ET DOLBEAU

13, Chaussée Saint-Pierre, 13.

1882

Union vétérinaire et agronomique du Nord-Finistère

Assemblée de Landivisiau, le 1er février 1882.

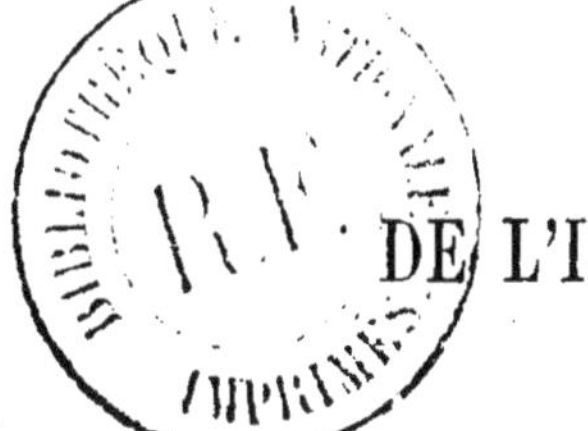

DE L'INSPECTION SANITAIRE

DES

FOIRES ET MARCHÉS

DANS

LA PREMIÈRE CIRCONSCRIPTION DU SERVICE DÉPARTEMENTAL DES ÉPIZOOTIES

Et de l'application de la loi du 21 juillet 1881

RELATIVE

A la Police sanitaire des Animaux domestiques,

dans le Finistère.

ANGERS

IMPRIMERIE LACHÈSE ET DOLBEAU

13, Chaussée Saint-Pierre, 13.

1882

ASSEMBLÉE DE LANDIVISIAU, LE 1ER FÉVRIER 1882.

COMPTE RENDU DE LA SÉANCE

SOMMAIRE :

1° Préambules. — Ordre du jour.
2° Du service sanitaire des foires et marchés. — Honoraires et frais de service. — Attributions de l'Inspecteur : A. Facultatives ; B. Obligatoires.
3° Des conditions préalables. (Règlement des voies et moyens.)
4° De la police sanitaire des affections morvo-farcineuses dans le Finistère. — Mesure d'urgence.
5° De la gourme coïtale (ses analogies, sa nature, ses dangers).
6° Des services accessoires. — Conclusions.

APPENDICE

NOTES COMPLÉMENTAIRES

SOMMAIRE :

Note n° 1. — Des sources des maladies morvo-farcineuses dans le Nord-Finistère.
Note n° 2. — Des abattoirs et clos d'équarrissage, considérés dans leurs rapports avec le service des épizooties et les intérêts de l'hygiène publique.
Note n° 3. — La phthisie calcaire (dite pommelière), ou la tuberculose bovine dans le Finistère.
Note n° 4. — De l'enseignement agricole populaire, par le service des épizooties.
Note n° 5. — De l'assurance contre la mortalité du bétail et du crédit agricole dans le Finistère.
Note n° 6. — De la statistique des animaux domestiques.
Note n° 7. — De l'union des départements bas-bretons contre l'invasion des maladies épizootiques.

Union vétérinaire et agronomique du Nord-Finistère.

Assemblée de Landivisiau, le 1er février 1882.

DE L'INSPECTION SANITAIRE

DES

FOIRES ET MARCHÉS

DANS

LA PREMIÈRE CIRCONSCRIPTION DU SERVICE DÉPARTEMENTAL DES ÉPIZOOTIES

Et de l'application de la loi du 21 juillet 1881

RELATIVE

A la Police sanitaire des Animaux domestiques, dans le Finistère.

Le 1er février 1882, à l'occasion du concours d'animaux gras du Nord-Finistère, les vétérinaires de la 1re circonscription du service des épizooties (arrondissements de Brest et de Morlaix), se sont réunis à Landivisiau, à l'effet d'examiner en commun la situation qui leur est faite : 1° par la décision du Conseil Général prise dans la session d'août 1881, portant obligation pour les communes qui sont le siège de foires et marchés aux bestiaux, d'établir un service spécial d'inspection sanitaire vétérinaire[1] ; — 2° par la nouvelle loi du 21 juillet 1881, sur la police sanitaire des animaux domestiques.

Étaient présents à la séance :

Pour l'arrondissement de Brest : MM. Tanguy, de Landerneau, inspecteur de la 1re circonscription, *Président ;* Le Roux et Le Bihan-Kersco, de Brest ; Le Clec'h, de Lesneven.

[1] Cette décision a été prise après discussion, sur les conclusions conformes au rapport de M. Caurant, Député, Conseiller général du canton du Faou.

Pour l'arrondissement de Morlaix : MM. Paul, de Saint-Pol-de-Léon ; Dubois et Demelun, de Landivisiau ; Lardet, de Morlaix.

M. Le Lecoz, de Morlaix, s'excuse par lettre de ne pouvoir assister à la séance. Il déclare adhérer d'avance à toutes les décisions ou résolutions qui seront adoptées.

M. Satger, de Lesneven, écrit aussi pour faire savoir qu'il renonce à la pratique de la médecine vétérinaire et qu'il croit devoir, en conséquence, se désintéresser des affaires qui font l'objet de la réunion.

MM. Bergot, de Lannilis, et Morel, de Morlaix, dont les adhésions sont acquises d'avance, sont absents.

La séance est ouverte à deux heures et close à quatre heures et demie.

Après avoir, pendant ce temps, étudié avec soin et minutieusement les points les plus importants des questions à l'ordre du jour, les vétérinaires réunis ont décidé que le résultat de leurs délibérations serait consigné dans un résumé substantiel à adresser ultérieurement à M. le Préfet et à MM. les membres du Conseil général, qui sont priés de vouloir bien considérer ce compte rendu comme l'exposé des vœux et des tendances de la corporation, dans la 1re circonscription du service des épizooties.

Ordre du jour. — Au début de la séance, la réunion regrette de n'avoir pas sous les yeux, pour la guider avec plus de sûreté, le Règlement d'administration publique destiné à compléter la loi nouvelle, lequel est toujours en voie d'élaboration au Conseil d'État ; ne pouvant, par suite, s'occuper de l'application de la loi de 1881 dans son ensemble, la réunion décide qu'elle portera son attention sur les points suivants :

1° Le service des foires et marchés ;

2° La police sanitaire spéciale des maladies morvo-farcineuses, et de leurs similaires contagieuses ;

3° L'organisation d'un triple service : A. De statistique annuelle du bétail ; — B. D'enseignement élémentaire pratique de l'hygiène et de la médecine vétérinaire usuelles à l'usage des pays d'élevage ; — C. D'un système d'assurances mutuelles locales, contre les effets de la mortalité des animaux.

Du service sanitaire des foires et marchés. — La création de ce service est depuis longtemps, dans les désirs des vétérinaires praticiens qui y voient le seul moyen sûr d'arrêter la propagation de certaines maladies contagieuses. A cet effet, la réunion émet le vœu que tous les vétérinaires exerçant actuellement dans la 1re circonscription, puissent être appelés à faire partie du personnel de ce service.

Ce vœu est dicté à la réunion par l'esprit de justice et d'équité qui anime chacun de ses membres, et aussi par un sentiment très profond de l'utilité et de la parfaite convenance de cette mesure, à tous égards.

En effet, aux termes de l'article 3 de la nouvelle loi, tous les vétérinaires — *sans exception* — sont tenus de faire sous les peines de droit, leur déclaration à l'autorité compétente dans les cas de maladies contagieuses. — Il serait donc souverainement injuste d'en exclure aucun de la participation au service sanitaire, à moins de causes d'indignité qui, Dieu merci, n'existent pas parmi nous, et que nous n'avons même pas à prévoir ici.

Cette exclusion d'ailleurs serait cause de graves inconvénients et pourrait même susciter des dangers. — De plus, elle serait la source de conflits professionnels incessants, dont les motifs apparaissent si clairement à tous les yeux qu'il n'y a pas à insister davantage sur ce point.

Il est donc évident que la responsabilité imposée par la loi étant égale pour tous, les prérogatives professionnelles que cette même loi a créées doivent aussi être partagées entre tous autant que possible, dans l'intérêt bien compris du service.

Cela facilitera du reste l'unité de direction nécessaire, sans nuire, en aucune façon, à la liberté d'action ni à la spontanéité des administrations communales, qui devront, en tout état de cause, rester libres de leurs choix, dans les limites des circonscriptions cantonales établies par l'arrêté préfectoral constitutif du service des épizooties, dans le Finistère.

Des honoraires et frais de service. — Considérant que, soit au lieu de la résidence, soit au dehors, le vétérinaire inspecteur des foires et marchés devra tout son temps à son service, les jours de vacations ;

La réunion prenant du reste pour base du tarif à établir, la juste rémunération accordée au service du recensement annuel des chevaux de réserve ;

Estime qu'il y a lieu de fixer à 25 fr. par jour, le chiffre de l'indemnité qui sera due au vétérinaire-inspecteur sanitaire, tant au lieu de la résidence qu'au dehors, dans un rayon de vingt kilomètres.

Au delà de 20 kilomètres, il sera ajouté 5 fr. par myriamètre parcouru, ou par fraction de myriamètre de plus de 3 kilomètres.

Néanmoins, les communes qui sont pourvues de vétérinaires résidents, et celles qui ont des marchés hebdomadaires, auront la faculté de se libérer par voie d'abonnement, à la condition toutefois de ne point faire appel à l'esprit de concurrence, ce qui pourrait, non seulement porter préjudice à la dignité et à l'honorabilité professionnelle des vétérinaires, mais encore rendrait plus difficile la bonne exécution du service, en nuisant à la discipline indispensable en cette affaire.

Des attributions de l'inspecteur des foires et marchés. — La réunion pense que les attributions du service d'inspection des foires et marchés, peuvent se grouper sous deux chefs principaux qui sont : 1° *les attributions facultatives;* — 2° *les attributions obligatoires.*

Attributions facultatives. — La réunion, se rendant compte de la charge assez considérable que fera peser sur le budget des communes l'établissement de l'inspection des foires et marchés, a engagé — par mesure de compensation — chacun de ses membres à se préoccuper du soin d'organiser dans les localités où ils seront appelés, un service gratuit d'enseignement populaire technique, ayant pour objet la propagation des principes de l'hygiène générale, ainsi que la diffusion de certaines connaissances pratiques, en matière de médecine vétérinaire usuelle, qui peuvent et qui doivent même être vulgarisées sans inconvénient, dans un but d'intérêt public. (Voir, à ce sujet, la note annexe n° 4.)

Toutefois, chacun restera libre de ses mouvements à cet égard, et les titulaires du service agiront, sous ce rapport, comme bon leur semblera et suivant leur inspiration.

Attributions obligatoires. — L'objet principal du service sanitaire des foires et marchés est : 1° d'interdire l'accès du champ de foire aux animaux atteints ou suspects d'être atteints de maladies contagieuses ; 2° de signaler à l'attention de l'autorité communale les animaux qui seraient dans ce cas ; 3° de provoquer l'application des mesures sanitaires indiquées par la nature même de la maladie, suivant les prescriptions de la loi.

En conséquence, le vétérinaire-inspecteur devra s'appliquer de tout son pouvoir, à découvrir et reconnaître les animaux affectés de maladies contagieuses. Mais pour qu'il lui soit possible d'exercer son mandat avec succès, plusieurs conditions indispensables sont à réaliser tout d'abord.

Des conditions préalables. (*Règlement des voies et moyens.*) —
1° Le vétérinaire inspecteur sera présent au champ de foire dès le premier moment de l'ouverture. Il y restera en permanence jusqu'à la clôture de la foire ou du marché ;

2° Le service de la police locale devra prêter son concours au service d'inspection pour arrêter, aux abords du champ de foire, les animaux qui paraîtraient suspects et pour en avertir immédiatement le vétérinaire-inspecteur.

3° Le vétérinaire-inspecteur se transportera aussitôt sur le point signalé. Il procédera à une visite minutieuse de l'animal arrêté. Il prescrira d'urgence les mesures à prendre, suivant le cas, et en référera au maire de la commune pour la suite à donner à l'affaire, s'il y a lieu.

4° Dès que la réunion des animaux au champ de foire sera complétée, le vétérinaire-inspecteur fera une tournée d'examen sur place, pour s'assurer qu'aucun animal malade ou suspect n'a été introduit à la foire.

5° Dans cette tournée, le vétérinaire se fera accompagner par un ou deux agents de la police locale ou de la force publique. Il sera lui-même pourvu d'insignes propres à le faire reconnaître de chacun.

6° Tout délit, toute contravention à la loi ou aux règlements, seront constatés par procès-verbal des agents de la police ou de ceux de la force publique.

7° Les heures d'ouverture et de clôture du service seront réglées suivant les usages du lieu.

8° A la fin de chaque foire ou marché, le vétérinaire de service se transportera à la mairie pour consigner sur un registre spécial, en un rapport succinct, le résultat de ses observations de la journée, quel qu'il soit.

9° Au cas d'indisponibilité ou d'empêchement du vétérinaire titulaire de l'inspection, il sera pourvu à son remplacement, à la diligence de l'autorité municipale. Le vétérinaire appelé à suppléer l'inspecteur titulaire devra recevoir l'indemnité réglementaire fixée plus haut.

Du service d'inspection a Brest. — La réunion, considérant que, s'il n'existe à Brest ni foire, ni marché aux chevaux et bestiaux, il arrive cependant qu'un nombre très considérable de chevaux étrangers à cette commune y afflue chaque semaine, les lundi et vendredi, jours du marché ordinaire ;

Considérant que l'on a trop souvent occasion d'y observer la présence de chevaux morveux ou suspects, par suite de cette affluence ;

Considérant que ces chevaux proviennent ordinairement des écuries nombreuses des minoteries ou meuneries établies aux environs, et de celles des entreprises de correspondance entre Brest et les localités voisines, à trente ou quarante kilomètres autour de Brest;

Émet l'avis qu'il serait utile de créer un service spécial d'inspection permanente pour la ville de Brest et pour sa banlieue.

De la police sanitaire des affections morvo-farcineuses dans le Finistère. — Parmi les maladies contagieuses qui sont inscrites au cadre de la nosologie vétérinaire, les affections *morvo-farcineuses* doivent être comptées au nombre des plus graves, tant à cause des difficultés de diagnostic qu'elles présentent souvent, qu'en raison des facilités de propagation et d'expansion qu'elles possèdent en propre, et surtout en raison des dangers indéniables de transmissibilité à l'homme, qui leur sont communs avec la rage et le charbon.

Si l'on ajoute que ces maladies sont malheureusement des plus fréquentes dans nos contrées ; qu'elles n'y apparaissent guère que sous la forme sporadique, c'est-à-dire, isolément et d'une façon presque toujours insidieuse, au début, on comprendra facilement l'intérêt considérable qui s'attache à leur étude, à leur découverte et à la recherche des moyens qui permettront de les réduire dans de grandes proportions, sinon de les supprimer tout à fait.

La réunion de Landivisiau a reconnu à l'unanimité que, pour la plupart des cas si souvent observés dans nos deux arrondissements, on devait attribuer l'origine de ce fléau à la contagion ;

Et elle croit que si l'interdiction portée par la loi du 21 juillet 1881, contre quiconque n'est pas pourvu du diplôme de vétérinaire, de soigner les animaux atteints de maladies contagieuses, est, en principe, une excellente mesure qui produira de bons résultats dans l'avenir, cette mesure n'est pourtant pas suffisante dans l'espèce dont il s'agit ; qu'il faut plus encore.

Elle pense, en effet, que la police sanitaire des maladies morvo-farcineuses ne sera complète que du jour où un règlement préfectoral, applicable à tout le département, et adopté par les départements voisins des Côtes-du-Nord et du Morbihan, interdira rigoureusement l'accès de la voie publique à tout cheval *qui jette* par les naseaux, *quelle que soit d'ailleurs la nature du jetage,* ou bien à ceux qui ont un engorgement des glandes de l'auge (ganglions lymphatiques sous-maxillaires).

Cette interdiction du parcours sur les voies et chemins publics n'atteindra pas, bien entendu, les propriétaires possesseurs d'un certificat récent de vétérinaire attestant qu'il n'y a dans le fait, aucun danger de contagion.

Ceci revient à dire que tout cheval *qui jette,* suivant la locution habituellement employée, sera, *ipso facto,* réputé suspect de morve, et comme tel, soumis de droit à la visite du vétérinaire.

Or, par cette obligation de la visite, il arrivera de trois choses l'une :

1° Ou l'animal sera reconnu morveux ;

2° Ou l'animal sera considéré comme suspect ;

3° Ou l'animal sera déclaré indemne.

Dans les deux premiers cas, l'interdiction du parcours sur les routes et chemins sera maintenue, sans préjudice de l'application rigoureuse des mesures de droit indiquées en pareille circonstance.

Dans le troisième cas, au contraire, le possesseur de l'animal récupérera sa pleine liberté d'action, le certificat du vétérinaire faisant foi en la matière, au moins dans la limite de temps qui sera déterminée ultérieurement.

La réunion de Landivisiau, bien pénétrée de la nécessité et de l'urgence de la mesure qu'elle propose, ainsi que de son efficacité prompte et décisive, prend la liberté de soumettre le vœu qu'elle forme à ce sujet à l'attention vigilante et dévouée de M. le Préfet et du Conseil général.

De la gourme coïtale. (*Ses analogies, sa nature, ses dangers.*) — Plusieurs maladies des chevaux ont, dans leur mode de manifestation extérieure, de grandes ressemblances avec la morve et le farcin. Aucune ne présente plus d'analogie avec cette dernière affection que ne le fait la *gourme coïtale.*

Et d'abord, qu'est-ce que la *gourme coïtale ?*

Eh bien, c'est purement et simplement *la gourme*, cette maladie du cheval que tout le monde connaît, de nom tout au moins, et dont il est, pour ce motif, inutile de dire autre chose, si ce n'est pour apprendre à ceux qui ne le savent pas encore que la gourme est une maladie *essentiellement contagieuse.*

Mais ce qui fait différer la *gourme coïtale* de la *gourme ordinaire*, c'est que la première jouit de la propriété de *se transmettre par voie de rapprochement sexuel.*

En somme, les deux affections ne sont qu'une seule et même entité morbide, dont seul le mode de manifestation est différent en quelques points.

La gourme coïtale est extrêmement fréquente dans notre pays de production chevaline surabondante, où les stations d'étalons dits privés sont aussi des plus nombreuses.

Elle est, au contraire, fort rare, sinon même tout à fait inconnue, dans beaucoup de régions de France, qui utilisent le cheval sans avoir à le faire naître.

Elle se présente sous deux formes : 1° *la forme bénigne*, peu dangereuse, peu grave et facilement curable ; 2° *la forme maligne* qui se révèle par des désordres épouvantables, tant à l'extérieur, dans les masses musculaires, qu'à l'intérieur, dans les organes génito-urinaires que l'on voit devenir parfois le siège de collections purulentes véritablement formidables.

La forme maligne est généralement moins fréquente que *la forme bénigne*, mais elle ne laisse pas cependant que d'occasionner de très sérieux préjudices aux cultivateurs-éleveurs, puisqu'on l'a vue abattre plus de 25 0/0 des animaux qui en étaient atteints.

L'analogie entre la *gourme coïtale* et le *farcin*, est au premier abord tellement accusée, que l'on a pu pendant longtemps, confondre aisément ces deux maladies l'une avec l'autre, et qu'elle a même été, au début, cause de quelques erreurs judiciaires et administratives.

Aujourd'hui, la lumière s'est faite pleine et entière sur ce point de pathologie vétérinaire. La confusion n'est plus permise, mais encore reste-t-il entre ces deux affections un caractère commun qui ne doit pas être oublié, c'est que les deux sont contagieuses.

De même aussi, il faut noter ce fait capital, à savoir : que *la gourme coïtale prend naissance dans les stations d'étalons privés,* pour de là s'irradier dans tout le pays d'alentour, avec d'autant plus d'aisance et de facilité que ces stations comptent souvent un effectif relativement considérable de chevaux reproducteurs, et que leur clientèle de juments est elle-même des plus nombreuses.

Il faut ajouter ici, qu'il ne se passe pas une seule année sans que la maladie se manifeste sur un point ou sur un autre, de nos arrondissements de Brest et de Morlaix, pendant la période de la monte.

D'où résulte une indication toute naturelle, qui est de demander à la sollicitude des pouvoirs publics l'organisation d'une surveillance très active sur les stations d'étalons, et de diriger les efforts du service des épizooties vers la recherche des moyens les plus efficaces de suppression d'une maladie sur laquelle l'attention des intéressés n'a pas été suffisamment tenue en éveil, jusqu'à ce jour.

Des services accessoires. — L'examen des questions principales sur lesquelles la réunion pouvait, dans la situation actuelle, porter utilement ses vues, étant clos, il restait à aborder l'étude de la troisième partie de l'ordre du jour, relative aux services accessoires à créer dans un but d'utilité publique incontestable, et qui sont, comme il a déjà été dit : 1° la statistique ; 2° l'enseignement technique spécial ; 3° l'assurance.

Ces diverses questions ont été examinées successivement mais d'une manière sommaire, le temps faisant défaut.

Cependant la réunion s'est trouvée d'accord à l'unanimité, pour reconnaître la parfaite convenance de cette organisation nouvelle qui, du reste, lorsqu'elle sera bien comprise, sera tout à l'avantage de la corporation, en contribuant, d'une part, à élever le niveau de la considération professionnelle dans l'opinion publique, par la valeur des services rendus au pays, et d'autre part, à combattre puissamment le fléau de l'empirisme, en modifiant et amendant à la longue, les idées qui ont cours généralement parmi nos populations rurales, sur les choses de la médecine de l'homme et des animaux.

En conséquence, la réunion désirant compléter autant que possible l'exposé de ses vœux et de ses aspirations, invite son Président à annexer au présent compte rendu quelques notes explicatives destinées à indiquer le sens pratique des voies et moyens qui permettront de réaliser à bref délai, ces projets d'organisation.

Avant de se dissoudre, la réunion arrête qu'une délégation composée de trois de ses membres sera chargée de se rendre à Quimper au mois d'avril prochain, à l'effet de soumettre les vœux qui viennent d'être émis, à la sagesse des appréciations de M. le Préfet et du Conseil général.

Le président de la réunion devant faire, de droit, partie de cette délégation, il est procédé au tirage au sort des deux autres membres.

Sont désignés : M. Bergot, de Lannilis, pour l'arrondissement de Brest, et M. Paul, de Saint-Pol-de-Léon, pour l'arrondissement de Morlaix.

Le présent compte rendu a été arrêté, à Landerneau, le 15 février 1882, par le vétérinaire soussigné, inspecteur de la 1re circonscription du service départemental des épizooties, président de la réunion.

H. M. Tanguy.

APPENDICE

Notes complémentaires.

Note N° 1.

Des sources des maladies morvo-farcineuses dans le Nord-Finistère.

Au cours du compte rendu précédent nous avons indiqué la cause principale de la persistance des maladies morvo-farcineuses à Brest.

Mais il n'y a pas que Brest qui soit exposé à la contamination, dans la région du Nord-Finistère — et c'est pour nous un devoir impérieux de signaler à l'attention de qui de droit les origines de ce mal, pour les cas trop nombreux et trop fréquents que nous avons à observer dans les deux arrondissements de Brest et de Morlaix.

Tout d'abord, il est un fait des plus constants que nous sommes obligés de poser en principe, tant il est important en l'espèce — c'est que la plupart des cas de morve et de farcin que l'on voit éclore chez nous, résultent de *la contagion*, et que, sans contester aucunement *la spontanéité* des affections morvo-farcineuses, nous devons néanmoins rapporter à *la contagion*, la part la plus grande dans les manifestations du mal, en Bretagne.

Cela dit, voyons quelles sont les voies qui donnent accès, dans nos écuries, à la morve et au farcin.

Ces deux maladies se propagent et se communiquent :

1° Par l'insouciance coupable ou par l'incurie de certains propriétaires qui, possédant des chevaux affectés de prétendues angines chroniques, les gardent pendant des mois entiers, et même pendant des années, sans jamais faire à l'autorité les déclarations prescrites par la loi — et surtout sans jamais appeler aucun vétérinaire à les examiner. — On se confie au maréchal voisin ou à l'empirique du coin, lesquels ne cessent de promettre une guérison prochaine qui ne vient jamais. — Pendant ce temps, le cheval travaille avec les autres chevaux, il habite avec eux, va au marché de la ville, mange et boit dans l'écurie commune, puis enfin, s'en retourne à son habitation après avoir souillé et contaminé les mangeoires et râteliers où d'autres chevaux parfaitement sains, viendront tout à l'heure prendre place à leur tour ;

2° Telle est souvent la situation des chevaux de louage et de transports publics. Depuis quatre à cinq ans, nous avons eu tous affaire à ces chevaux, à Brest, au Conquet, à Lesneven, à Landerneau, à Landivisiau, à Saint-Pol-de-Léon, à Morlaix... et ailleurs encore ;

3° Les chevaux de réforme tirés des régiments de cavalerie en garnison à Pontivy et à Dinan, sont causes aussi parfois de la propagation de la morve. Cela vient souvent de ce que ces chevaux, usés, fatigués, sont mis en vente avant qu'aucun signe ou symptôme extérieur ait pu permettre de soupçonner l'existence du mal. — Après quinze jours, trois semaines, un mois, sous l'influence sans doute du changement de régime et d'habitudes, la morve qui était à l'état latent (*morve latente* des auteurs), se révèle tout d'un coup sous la forme chronique.

Ce fait s'est produit notamment à Saint-Pol-de-Léon et à Landivisiau...

Mentionnons également, au passage, les écuries de la caserne de l'artillerie à Brest, où l'on a dû — depuis quatre à cinq ans — condenser tous les efforts possibles, pour écarter un fléau qui ne laisse pas que d'être fort difficile à extirper quand il a une fois pris racine quelque part.

4° Mais les foyers les plus actifs de ces maladies sont en Cornouaille, principalement dans toute la partie de l'arrondissement de Châteaulin qui est dépourvue de vétérinaire.

Tous ceux d'entre nous qui exercent sur la ligne de Brest à Morlaix peuvent rendre témoignage de ce fait, à savoir : que *quatre fois sur cinq*, à peu près, les chevaux morveux ou suspects, nouvellement achetés, que nous sommes appelés à visiter (ce qui arrive fréquemment, au moins dans les cantons de Landerneau — Daoulas — Ploudiry — Landivisiau — Sizun — Saint-Thégonnec) — *quatre fois sur cinq*, disons-nous, ces chevaux proviennent des foires de l'intérieur, soit de Carhaix, Châteauneuf-du-Faou, Pleyben, La Feuillée, Huelgoat, etc.

Cet état de choses exige un prompt remède qui ne peut se

trouver que par l'établissement, en permanence, au centre de la contrée, d'un vétérinaire chargé du service sanitaire des foires et marchés. — Le lieu de résidence de ce vétérinaire devrait être Carhaix, d'où il serait possible de rayonner assez aisément vers les cantons de Maël-Carhaix et de Rostrenen, dans les Côtes-du-Nord, — et celui de Gourin, dans le Morbihan, qui sont et qui resteront vraisemblablement dépourvus de praticiens diplômés, pendant longtemps encore.

Note N° 2.

Les abattoirs et clos d'équarrissage considérés dans leurs rapports avec le service des épizooties et les intérêts de l'hygiène publique.

La réunion de Landivisiau ne pouvait passer, sans s'y arrêter un instant, à côté de la question des abattoirs dont l'importance, sans cesse grandissante et restée longtemps méconnue ou incomprise, se confirme de plus en plus par les belles découvertes de la science contemporaine, et par les expériences multipliées qui sont aujourd'hui en cours d'exécution.

Bien donc que cette question n'ait pu être abordée par la réunion que d'une manière incidente, il a été décidé pourtant qu'il en serait fait mention dans une note spéciale destinée à appeler l'attention des pouvoirs publics sur l'intérêt considérable qu'elle comporte.

A cet égard la réunion a, d'un avis unanime, pensé qu'il était bon d'émettre le vœu que toutes les localités agglomérées soient dotées d'abattoirs publics, car il est impossible d'établir un service sérieux d'inspection sanitaire des viandes alimentaires dans les villes qui n'ont pas d'abattoirs.

La réunion pense en outre que le service d'inspection des abattoirs, ainsi que la surveillance et le contrôle des clos d'équarrissage doivent se rattacher d'urgence au service des épizooties dont ils constitueront l'une des dépendances.

Les abattoirs, d'ailleurs, doivent désormais recevoir une triple destination à laquelle le service des épizooties sera seul en état de satisfaire.

En effet, tout en restant ce qu'ils sont, au principal, c'est-à-dire, des établissements créés en vue de sauvegarder d'une manière rationnelle les intérêts de l'hygiène publique, rien ne s'oppose à ce qu'ils soient disposés de manière à devenir, dans certaines éventualités, des lieux propres à un enseignement spécial et technique — à la fois élémentaire et pratique — ayant pour objet la diffusion de certaines connaissances d'une utilité incontestable au point de vue de l'hygiène générale de l'homme et des animaux.

Ainsi, par exemple — quoi de plus nécessaire, disons-le même, quoi de plus urgent, quoi de plus efficace au point de vue de la salubrité publique, que d'appeler l'attention de chacun — *par la vue et par le toucher* — sur la nature des phénomènes pathologiques des maladies contagieuses des animaux qui sont communicables à l'homme, comme les affections charbonneuses si fréquentes chez l'espèce bovine — la ladrerie du porc, qui donne à l'homme le ver solitaire — la phthisie ou tuberculose des bêtes qui se transmet avec tant de facilité à l'espèce humaine, etc.

Or, nous le disons avec conviction — rien ne sera plus utile pour aider à la suppression de ces fléaux, que la vulgarisation des faits qui les concernent, et, sous ce rapport, il n'est pas douteux que les abattoirs dirigés par des vétérinaires instruits, laborieux, dévoués au bien public, ne soient appelés à rendre les plus grands services à l'hygiène et à la santé de tous.

Mais il y a bien plus encore.

L'abattoir de Bordeaux, que dirige avec tant de distinction notre ancien condisciple et ami M. Baillet, vient de donner un exemple qui devra être à l'avenir suivi partout où la chose sera possible, et elle sera possible partout où il y a un abattoir dirigé par un vétérinaire.

Grâce à l'initiative aussi intelligente que dévouée du savant auteur du *Traité de l'inspection des viandes* — livre devenu classique dès le lendemain de son apparition — la ville de Bordeaux s'est trouvée dotée instantanément d'un service spécial de production du *vaccin primitif* ou *cow-pox*, qui a été d'un immense secours à toute une population en alarme, sous le coup d'une récente et violente épidémie de variole.

Tous les jours — pendant cette épidémie — l'abattoir de Bordeaux a pu fournir du vaccin animal aux médecins de la ville, et cela presque sans frais, ou du moins avec une dépense assez insignifiante, puisque les génisses et vaches qui ont servi aux inoculations n'ayant rien perdu de leur valeur, ont pu être rendues à leur destination première.

Encore une fois — c'est là, certes, un grand et bel exemple dont les établissements similaires devront profiter, dans l'intérêt des populations qui les entourent et qu'elles sont appelées à desservir.

Mais ce n'est pas tout.

Nul n'ignore aujourd'hui les merveilleuses découvertes, faites en ces derniers temps par M. Pasteur. Aujourd'hui, les maladies charbonneuses s'inoculent au moyen de virus atténués qui confèrent aux animaux l'immunité préservatrice de ces terribles maladies.

L'année 1881 restera célèbre dans les annales de la science, par les expériences d'inoculation charbonneuse faites à Pouilly-le-Fort, aux environs de Melun (Seine-et-Marne). C'est aux mois de mai et de juin que ces expériences ont eu lieu pour la première fois.

Les résultats ont été tels, que dans les mois de juillet, août et septembre suivants, 32,550 moutons ont subi victorieusement l'épreuve de la vaccination charbonneuse, puisqu'il a été reconnu que, jusqu'à la fin d'octobre, il est mort quatre fois plus de moutons non vaccinés que de vaccinés, et que « sur « 138 troupeaux, — 45 formant un total de 10,500 moutons « n'ont pas eu de pertes sur les vaccinés ni pendant ni après « l'inoculation [1]. » (Discours de Melun, 26 janvier 1882.)

Vers le même temps, d'autres expériences étaient entreprises à Chaumont, dans la Haute-Marne, par MM. les professeurs Arloing et Cornevin, de l'École de Lyon, aidés de M. Thomas, vétérinaire à Dammartin. — Cette fois il s'agissait d'inoculer le virus atténué du charbon symptomatique, le même qui sévit si souvent dans le Finistère, différent du charbon bactéridien auquel avait affaire M. Pasteur. — Les procédés, pour être différents aussi, ont donné néanmoins des résultats identiques, et l'on peut dire qu'aujourd'hui la vaccination charbonneuse

[1] Nous ne pouvons, sans manquer à toutes les règles de la justice — oublier de mentionner dans cette note le nom de notre vaillant et zélé confrère, M. Rossignol (de Melun), qui a eu tout le mérite de l'initiative des expériences de Pouilly-le-Fort, auprès de la Société d'agriculture de Melun. — Depuis, M. Rossignol poursuit avec une activité infatigable et une ardeur enthousiaste des plus pénétrantes et des plus communicatives — les épreuves expérimentales établies par M. Pasteur. — Si notre faible voix pouvait se faire entendre d'en haut et de loin — nous savons bien ce que ferions à l'endroit de M. Rossignol.

H.-M. Ty.

est une conquête définitivement acquise à la science et à la pratique.

Il y a quelques semaines, le 26 janvier dernier, a eu lieu la contre-épreuve des expériences de Pouilly-le-Fort; il y a été constaté, entre autres choses des plus intéressantes, qu'après sept mois écoulés depuis la première inoculation, les animaux vaccinés avaient conservé l'immunité préservatrice.

D'ores et déjà, on peut dire que la vaccination charbonneuse, par la méthode pastorienne, comme par la méthode d'injection intra-veineuse adoptée par les professeurs de Lyon — dans les expériences de la Haute-Marne — est entrée de plain-pied dans la pratique de la prophylaxie vétérinaire.

Il convient d'ajouter que les études et les expériences qui se poursuivent sans relâche dans les laboratoires de nos écoles vétérinaires — laissent espérer que l'on arrivera, dans une période relativement très courte, à reconnaitre la nature intime des autres maladies contagieuses et infectieuses, et surtout à découvrir les moyens de préservation de ces maladies, *voire même de la rage!...*

Or — nous le demandons encore — n'y a-t-il pas là une indication nouvelle des attributions du service des abattoirs, et ne sommes-nous pas autorisés à appeler l'attention des pouvoirs publics sur des problèmes qui se posent dans des termes pareils?...

Assurément, on voudra bien admettre que nos propositions valent au moins la peine d'être examinées.

Note N° 3.

La phthisie calcaire (dite pommelière), ou la tuberculose bovine dans le Finistère.

L'un des plus grands fléaux qui pèsent sur l'humanité, c'est, sans contredit, la phthisie tuberbuleuse, ou plus simplement, la tuberculose.

Or, nous l'avons dit le premier, il y a dix ans, au Congrès de l'Institut des provinces, à Saint-Brieuc, « la Bretagne est la « mère-patrie de la tuberculose bovine. »

Oui, dans notre pays, les races animales, et particulièrement l'espèce bovine, sont également frappées du même mal, dont la nature restée longtemps cachée, se dévoile de plus en plus, sous les efforts persévérants et courageux des savants qui se sont adonnés à la tâche ardue de la découvrir et de la révéler aux yeux de tous.

Ainsi — nous consommons couramment — tous les jours que le bon Dieu nous donne — et sans qu'il y paraisse autrement autour de nous — de la viande de bœuf phthisique; — nous buvons constamment du lait et nous mangeons du beurre et du fromage provenant de vaches phthisiques, sans nullement nous en inquiéter par ailleurs, — notre insouciance en cette occasion, n'ayant d'égale que l'heureuse inconscience des dangers que nous courons.

Mais, il résulte des études et des observations expérimentales les plus récentes, — de celles même qui sont en cours d'exécution en ce moment, que cette affreuse maladie, qu'on la considère soit dans l'homme, soit dans l'espèce bovine, est partout identique à elle-même.

En second lieu, le caractère éminemment contagieux de la tuberculose, — *ne peut plus être mis en doute par personne.* — C'est là un fait définitivement acquis et confirmé par les expériences les plus concluantes qui ont démontré, clair comme le jour, que la phthisie tuberculeuse se communiquait avec la plus grande facilité — non pas seulement d'un animal d'une espèce à un autre animal de la même espèce — mais encore qu'elle pouvait se transmettre à des animaux d'espèces différentes.

Ainsi a fait dernièrement un jeune savant de l'École de Toulouse — M. le professeur Toussaint — qui, dans une première note présentée par M. H. Bouley à l'Académie des sciences, a établi d'une manière irréfragable *que le virus de la tuberculose était le plus violent des virus.*

Mais écoutons plutôt ce que dit à ce sujet M. Toussaint, dans une note subséquente, en réponse à certaines objections soulevées par la première.

« Les faits de contagion de la tuberculose que j'ai présentés à l'Académie et les objections qui leur ont été faites depuis, m'engagent à exposer le programme que j'ai projeté il y a environ deux ans déjà et qui comprend, à l'heure actuelle, — plus de deux cent vingt expériences. — *J'avais surtout en vue la nature contagieuse de cette maladie et les dangers qu'elle présente au point de vue de l'hygiène.*

« Lorsque je commence l'étude d'une maladie contagieuse, ma première préoccupation est de rechercher l'animal sur lequel la maladie à étudier se développera avec le plus de sûreté et dans le temps le moins long; voilà comment j'ai été conduit à employer le lapin, le porc et le chat. C'est pour la même raison que les expérimentateurs qui ont étudié le charbon ont aussi recouru au lapin, quoiqu'il soit rare de rencontrer des cas de charbon spontané sur cet animal.

« Il en est de même du porc : j'ai pu constater que la tuberculose tue aussi sûrement ces deux espèces que le charbon tue le lapin. — *Je crois qu'à cet égard la susceptibilité de l'espèce humaine est encore plus grande et il me paraît bien probable que si l'on inoculait avec du tubercule les enfants ou même les adultes, bien peu échapperaient à la contagion.* Le lapin et le porc sont-ils bien plus sensibles à la tuberculose que l'homme? Une maladie qui tue le cinquième d'une espèce est bien une maladie de cette espèce. La tuberculose est bien une maladie de l'homme, et *lorsqu'elle existe sous la forme de germes dans une bonne partie des aliments que nous mangeons chaque jour,* — est-il trop téméraire de dire que l'on doive exiger des conditions d'hygiène suffisantes pour empêcher cette mortalité énorme?

« *La tuberculose de l'homme est donc la même que celle de la vache et du bœuf;* lorsqu'elle est inoculée aux animaux, elle produit des lésions absolument semblables, capables de se transmettre à d'autres animaux et se reproduisant constamment avec la même forme. Je m'en suis assuré en faisant manger des tubercules d'homme ou en en inoculant le sang. *Comme la tuberculose de la vache, celle de l'homme s'inocule par le tube digestif, par le sang, les liquides de sécrétion, et toujours elle revêt des caractères identiques.*

. . . .

. . . . « La tuberculose *vraie*, qu'elle soit prise sur l'homme, la vache, le porc ou le lapin, se produit en séries indéfinies, constamment avec des caractères absolument identiques, et elle peut passer d'un animal à l'autre sans faiblir. — Je dirai plus : *elle devient d'autant plus énergique, plus rapide qu'elle est plus souvent inoculée.* Je puis produire des faits nombreux de séries dont les pièces sont conservées. Au début, il fallait à la tuberculose quatre à cinq mois pour tuer un porc ou un lapin; actuellement, avec des cinquièmes séries, deux mois suffisent. L'infection générale étant faite après trente-cinq jours, si à ce moment, on tue un animal et si on inocule un nouveau, assez souvent, le dernier meurt avant celui qui le précède dans la série. » (V. *Archives vétérinaires* d'Alfort, 25 janvier 1882, p. 64.)

Et maintenant, si nous rappelons ce que nous avons déjà dit maintes fois, à savoir :

1° Que la tuberculose bovine est la maladie la plus commune de notre pays, principalement en Cornouaille ;

2° Que nos études et nos observations personnelles nous ont permis d'affirmer depuis longtemps que toute vache de race bretonne pure — *surtout de la race pie-noire* — âgée de huit à dix ans, était invariablement affectée de tuberculose, *dans la proportion au moins* de SEPT A HUIT SUR DIX [1] ;

3° Qu'en conséquence, étant donnés les dangers de contagion mentionnés ci-dessus — il est absolument urgent de placer l'étude des moyens d'atténuation, sinon de destruction de ce fléau, au premier rang de nos préoccupations ;

Nous nous voyons portés à attribuer au service des épizooties et à celui de l'inspection des abattoirs, un rôle prépondérant et des plus actifs dans la recherche de la solution de ce grand problème d'hygiène publique.

Ajoutons, pour en terminer sur ce grave sujet, que le besoin de la connexité des fonctions de vétérinaire des épizooties et d'inspecteur des abattoirs se présente ici avec une évidence si grande qu'il vient apporter un poids considérable aux arguments que nous avons déjà fait valoir dans la note précédente, en faveur de la jonction dans les mêmes mains et sous la même direction générale, de ces deux fonctions.

Mais rappelons également que la nécessité et l'urgence même de l'organisation des leçons ou conférences spéciales dont le programme sera tracé ci-après, ressortent plus lumineuses et plus claires encore de l'exposé qui précède, — cela n'est pas contestable.

[1] La tuberculose est moins fréquente sur le bœuf que sur la vache, par la raison qu'il n'y a plus de vieux bœufs chez nous, depuis la disparition des bœufs de travail. Quand on aura pris l'habitude de ne plus conserver de femelles âgées de plus de neuf à dix ans, il en sera de même pour les vaches, et ainsi sera conjuré, en partie du moins, l'un des plus grands dangers d'infection tuberculeuse.

H. M. T.

Note N° 4.

De l'enseignement agricole populaire par le service des épizooties. — Programme.

La diffusion de l'enseignement agricole, en Bretagne, parait, à nos yeux, chose d'une importance vraiment capitale. Nous la considérons comme le seul moyen, ou du moins, nous la tenons pour le meilleur moyen d'arriver à retenir dans les campagnes, une population toujours prête à s'en aller vers la ville, et à enrayer ce courant irrésistible qui amène de tous côtés la désertion des champs.

Quelle est la cause de ce mouvement déjà bien déplorable, mais qui finira par devenir tout à fait désastreux, si l'on n'y prend garde? — Quoi qu'en puissent dire les moralistes et les philosophes — voire même les économistes — il n'est pas nécessaire de chercher bien loin cette cause. — La pauvreté suit toujours la richesse partout où celle-ci se cantonne, parce qu'elle est plus sûre d'y être secourue ; — voilà tout!

Or, le mouvement d'émigration des campagnes vers les villes a d'abord commencé par les riches. — Les pauvres les ont suivis, c'est la loi inéluctable.

Puis, devenus habitants de la ville, les gens des campagnes y ont trouvé un travail plus facile, généralement plus rémunérateur, et en fin de compte... l'hôpital !

En même temps — des perspectives de confortable et de bien être, jusqu'alors inconnues, se sont tout d'un coup dévoilées à leurs regards étonnés et éblouis, et dès ce moment, tout esprit de retour s'est évanoui en eux. — Qui pourrait donc contester le bien fondé de ces faits? — N'est-ce pas d'ailleurs l'histoire de chaque jour, — à laquelle nous assistons en spectateurs souvent attristés et toujours intéressés?

Quel remède apporter à ce mal réel si profond?

Mon Dieu, le remède est bien simple ; — il suffirait de travailler à rendre la vie rurale plus agréable et plus attrayante, en rendant d'abord l'industrie agricole plus lucrative et plus profitable.

Et comment faire pour cela?

Il faut répandre à flots l'instruction technique par laquelle le progrès se manifestera plus largement, d'une manière plus complète, plus sûre et plus prompte.

C'est animé de ces sentiments, que nous nous sommes personnellement appliqué, pendant plus de vingt ans, à rechercher les moyens les plus propres à aider à la vulgarisation de l'enseignement agricole parmi nos populations rurales.

Si, dans cette entreprise, nous avons été souvent arrêté par des obstacles aussi nombreux qu'imprévus parfois, nous y avons au moins acquis une expérience pratique des choses et des hommes, qui nous permet aujourd'hui de soumettre, avec quelque autorité, le programme ci-dessous aux sages appréciations des gens de bonne volonté — sans distinction de parti, — qui ont à cœur l'avenir agricole de notre pays.

Nous n'insisterons pas davantage sur la valeur du programme que nous allons reproduire — ni sur l'opportunité de son application. — Nous croyons que l'une et l'autre ressortiront, à première vue, quelles qu'elles soient d'ailleurs, d'une simple lecture de ce programme. Nous nous bornerons seulement à rappeler que l'organisation de ce système d'enseignement étant combinée avec celle du service des épizooties — rien ne serait plus facile à établir, en un clin d'œil, dans tous les cantons du Nord-Finistère.

Programme des leçons ou conférences rurales.

1° Les animaux domestiques dans le Finistère, — leur importance et leur valeur. — La statistique des animaux domestiques dans le Finistère. — Division des animaux : A. de travail, — B. de rentes. — Coup d'œil sur les diverses races et sur leurs aptitudes par rapport aux services qu'on en exige.

Vues générales sur les rapports de la production et de la consommation des animaux. — Règles du progrès agricole dans le Finistère.

2° Du cheval. — Des diverses espèces de chevaux dans le Finistère. — De la conformation extérieure du cheval. — Des qualités et des défauts de conformation. — De l'amélioration et du perfectionnement de l'espèce chevaline.

Les tares dans le cheval. — Tares dures. — Tares molles. — Effets des tares. — Causes des tares. — Moyens préservatifs.

3° De l'espèce bovine. — Bœufs d'engrais et vaches laitières. — Choix de la vache laitière. — Système Guénon.

Le mouton et le porc. — Leur rôle dans l'économie rurale du Finistère.

Poules et volailles.

4° De la connaissance de l'âge chez les animaux domestiques.

5° De la connaissance du pied du cheval. — Son importance au point de vue de l'élevage. — Considérations générales élémentaires sur l'anatomie et la physiologie du pied du cheval. — « *Pas de pied, — pas de cheval.* »

6° De l'hygiène générale de l'homme et des bêtes. — Définition. — Division. — Les effets de l'hygiène. — Hygiène des habitations. — Hygiène de l'alimentation. — Hygiène du travail.

Hygiène du jeune âge chez les animaux domestiques.

Aménagement des résidus, — fumiers et purins, dans les fermes.

7° Hygiène du pied du cheval. — Principes généraux de maréchalerie pratique. — Importance d'une bonne ferrure.

8° Les maladies des animaux. — Maladies épizootiques et enzootiques. — Définitions. — Les maladies contagieuses. — Les vices rédhibitoires.

De la responsabilité encourue par les propriétaires d'animaux atteints de maladies contagieuses. — Devoirs à remplir par ces propriétaires : 1° vis-à-vis des autorités, — 2° vis-à-vis du public ou des tiers lésés.

Droits et obligations des autorités en cas de maladies contagieuses des animaux. — De la loi du 21 juillet 1881 sur la police sanitaire des animaux domestiques.

Dangers de la propagation des maladies contagieuses. — Des moyens à y opposer.

9° Notions sur la législation commerciale des animaux domestiques. — Définition des vices rédhibitoires. — De la loi du 20 mai 1838, sur les vices rédhibitoires.

10° De la médecine vétérinaire usuelle, — son utilité et son importance dans les campagnes. — Cas où il convient qu'un propriétaire puisse soigner lui-même ses animaux malades. — Les maladies à évolutions rapides.

11° Les coliques dans le cheval. — Leur nature. — Traitement d'urgence d'après leur nature. — Des moyens curatifs. — Des moyens préventifs. — Les médicaments et les instruments à employer dans les cas de coliques. — Manière de s'en servir.

La météorisation dans l'espèce bovine. — Ponction du rumen ou grand sac.

12° Les maladies charbonneuses et le typhus du porc, dans le Finistère. — Signes précurseurs, symptômes, traitement d'urgence. — Précautions à prendre. — Police sanitaire spéciale. — Déclaration au maire. — Désinfection des étables, enfouissement des cadavres et des fumiers, etc.

De la pustule maligne chez l'homme et de son traitement d'urgence. — La cautérisation par le fer.

13° Les maladies morvo-farcineuses dans le Finistère. — Leurs origines. — Dangers de la contagion à l'homme, etc.

Signes et symptômes principaux. — Le jetage, la glande, les chancres, l'état général. — La morve latente ou cachée. — La morve déclarée. — Les chevaux suspects. — Application des règles de la police sanitaire aux affections morvo-farcineuses. — Responsabilité résultant des articles 1382 à 1384 du Code civil, en cas de maladies morvo-farcineuses.

14° La gourme du cheval et la phthisie des bêtes bovines. — Des propriétés contagieuses de la gourme et de la phthisie calcaire ou tuberculose.

15° La rage dans le Finistère. — Historique. — Les chiens, les chats, les loups enragés.

Signes et symptômes de la rage. — Erreurs et préjugés populaires touchant la rage.

Précautions d'urgence en cas de morsures. — La cautérisation. — Les remèdes secrets, etc.

Prophylaxie de la rage.

16° De la préparation et de l'administration des médicaments simples. — De l'usage de quelques instruments en médecine vétérinaire : flamme à saignée, seringue à lavement, sonde œsophagienne, trocart à ponction, pompe à douches, bouteille à breuvage, brosse à frictions, etc.

17° Conférence sur la mortalité du bétail, sur ses effets, et sur l'assurance mutuelle à établir par commune et par canton.

Avantages de cette création.

Remarques. — Il est bien entendu que le programme précédent, dont les sujets ont été choisis parmi les cas qui se produisent le plus fréquemment dans nos contrées, peut subir tous les changements ou modifications nécessités par les circonstances d'opportunité, de temps, de lieux, de milieux, etc. — Entre autres, il y a deux maladies épizootiques que l'on voit s'abattre sur nos animaux d'une manière assez régulièrement périodique, nous voulons parler de la *cocotte* ou *fièvre aphteuse* des ruminants, — et de la *fièvre typhoïde* du cheval. — Eh bien! — dès que l'on se sentira menacé par l'approche de l'un ou de l'autre de ces fléaux, l'indication se présentera d'elle-même de faire connaître ce qui les concerne. — Nous avons eu la fièvre typhoïde en 1881 ; — elle a même fait de grands ravages dans certaines régions de la France. — Nous avons quelques raisons de croire que nous serons visités, en cette année 1882, par *la cocotte*, qui nous viendra probablement vers le mois d'août ou de septembre. — Ne serait-il pas temps de nous préparer dès à présent à la combattre, et à la prévenir si c'est possible?

Mais revenons au sujet qui nous occupe.

Le programme de nos leçons élémentaires s'appliquera chaque mois — dans les localités qui seront pourvues d'un service sanitaire vétérinaire complet. Or nous devons faire remarquer, en passant, qu'il ne paraît pas que ces dix ou douze leçons annuelles, faites en dehors du programme officiel des études et des exercices ordinaires de nos écoles communales, soient de nature à apporter aucun dérangement ni aucune perturbation au régime habituel de ces écoles. — Elles constitueront plutôt un élément des plus utiles pour compléter d'une manière essentiellement pratique, l'instruction primaire de nos jeunes éleveurs.

Enfin, que l'on veuille bien nous permettre une dernière recommandation que nous dicte notre vieille expérience en la matière.

Les leçons ou conférences faites par le service des épizooties devront toujours revêtir la forme très simple d'un entretien familier ou d'une conversation, pouvant se résumer en une page d'écriture à transcrire sur un cahier *ad hoc*, sous forme de dictée ou de devoir scolaire, — ce qui ne gènera ni les maîtres, ni les élèves. — De cette façon, le souvenir de nos leçons se gravera plus aisément dans l'esprit et dans la mémoire de chacun, et restera d'ailleurs toujours présent sous les yeux des intéressés, pour être utilement consulté dans l'avenir, à quelque époque que ce soit.

Note N° 5.

De l'assurance mutuelle contre la mortalité du bétail et du crédit agricole dans le Finistère.

Il serait évidemment oiseux de nous arrêter à démontrer ici le caractère d'utilité extrême qui s'attache à l'institution de l'*Assurance mutuelle*, contre les effets de la mortalité du bétail,

— dans un pays de production animale condensée, comme le nôtre. Garantir à chacun — *la sécurité du lendemain* — quel bien immense à réaliser pour notre industrie agricole si exposée aux chances aléatoires les plus diverses et les plus multiples !

Mais si la chose est bonne — si excellente qu'elle soit en elle-même — *est-elle possible?...*

Voilà la question qui s'est posée devant nous depuis bien des années et que nous n'avons encore pu résoudre.

Néanmoins, si nos efforts incessants n'ont pu aboutir, sur ce point, à aucun résultat positif — nous avons au moins — comme pour la question de l'enseignement agricole populaire, acquis un certain droit de parler avec quelque compétence sur la matière. C'est pourquoi — nous rendant au désir de la Réunion de Landivisiau — nous allons essayer d'exposer ici, en un résumé succinct, le fruit de nos longues études et de nos méditations sur la question.

Entrons donc, sans plus de préambule, au cœur même du sujet que nous avons à traiter.

Tant que nous sommes resté empêtré dans les idées et les principes qui dirigent les errements des nombreuses compagnies financières que nous avons vu se créer successivement depuis trente ans et disparaître de même — pour la plupart du moins, après une existence éphémère et souvent des plus orageuses — nous nous sommes heurté contre des impédiments tout à fait insurmontables.

Mais celui qui cherche toujours, trouve à la fin quelque chose — ne fût-ce qu'une idée incomplète et imparfaite, comme une lueur indécise, qui deviendra un jour peut-être une lumière éclatante.

Nous débarrassant donc du lourd bagage de la vieille routine, dont nous nous étions chargé au départ — nous avons poursuivi nos recherches, en nous appuyant sur le seul principe vrai, en la cause, qui est la considération de l'état économique de la production et de la consommation des animaux domestiques en Bretagne.

En suivant cette voie que la logique et le bon sens nous indiquaient comme étant la seule sûre — nous sommes parvenu à des résultats qui nous paraissent decisifs — mais qui ont besoin d'être confirmés par l'examen rigoureux des hommes de bonne foi et de bonne volonté qui voudront bien nous faire l'honneur de lire ces lignes, et, en même temps, par le contrôle de l'expérience directe.

Quoi qu'il en soit, avant de faire connaître le système d'assurance qui nous a paru le meilleur à tous égards, à appliquer dans notre région pastorale dont l'industrie rurale essentielle est la production du bétail, essayons d'abord de dégager le caractère distinctif de notre régime économique agricole.

Eh bien, sous ce rapport on peut diviser notre bétail en deux grands groupes principaux qui sont : 1° le bétail fixe ou stationnaire, représenté dans la ferme par les animaux de travail ou de production : chevaux attelés à la charrue ou à la charrette, juments poulinières et vaches laitières, par exemple; 2° le bétail mobile ou de roulement qui se compose des produits d'élevage toujours destinés à la vente : poulains, bouvillons, bœufs à mettre à l'engrais, animaux gras de toute sorte, etc.

Remarquons d'abord que ce dernier groupe est l'objet d'*un mouvement perpétuel* de ventes et d'échanges, amenant dans nos écuries et dans nos étables des mutations incessantes, et dépendant d'une extrême division du travail, qui est poussée à un point tel chez nous, qu'il n'est pas rare de voir, dans nos foires et marchés, un cultivateur vendre un poulain de six mois ou un an, pour le remplacer immédiatement par un poulain de six mois ou un an, et ainsi de suite pour tous les animaux.

Comment, dans ces conditions, peut-on penser à appliquer la taxe fixée par tête de bétail, pour la prime d'assurance, comme l'ont fait jusqu'ici toutes les compagnies? Il est évident qu'il n'y faut pas songer plus longtemps, et que nous devons chercher les moyens de tourner cette difficulté qui reste insurmontable, tant qu'on l'aborde de front.

Mais on peut la tourner, et c'est ce que nous avons fait, par l'application de la taxe *en bloc*, évaluée à tant pour cent, sur une valeur déterminée que nous savons être toujours fixe ou à peu près, quelles que soient les mutations qui se produisent dans l'étable ou dans l'écurie.

Voici, par exemple, Pierre, Paul et Jean, trois cultivateurs qui veulent s'assurer mutuellement contre les risques de la mortalité : Pierre possède un cheptel dont l'estimation faite à dire d'experts dans des conditions dont nous aurons à parler plus loin, abute à 1,000 francs la valeur totale. Paul en a pour 2,000 francs, et enfin Jean pour 3,000 francs. Si nous supposons que la taxe *en bloc* soit fixée à 5 0/0, il arrivera que Pierre devra verser une prime annuelle de 50 francs, Paul 100 francs et Jean 150 francs, le tout restant dans une proportion exacte aux valeurs respectivement assurées par Pierre, Paul et Jean.

Nous avons dit que la prime devait être *versée* et non pas *payée*. C'est qu'en effet ce versement de prime n'est en définitive qu'un dépôt fait à la caisse de garantie, et si d'aventure il advenait qu'aucun sinistre ne se produisît dans l'année, la somme ainsi versée devrait faire retour à son propriétaire, sauf la déduction nécessaire pour subvenir aux frais inévitables d'administration.

En résumé : « *Créer une caisse de secours mutuels s'alimentant par l'apport de cotisations annuelles, ou primes fixes, calculées au prorata de l'avoir réel de chaque associé, en valeur de cheptel,* » tel est le système d'assurance qui nous paraît le plus équitable d'abord, en même temps qu'il est le plus facile à appliquer dans notre contrée.

Mais ce système présente bien d'autres avantages encore. C'est ainsi, qu'il est à peu près le seul qui puisse s'établir entre cultivateurs ou possesseurs d'animaux d'un même pays, d'un même canton, voire, d'une même commune, de telle sorte que les assurés puissent devenir leurs propres assureurs, les administrés s'administrant eux-mêmes.

Ce qui vient d'être dit doit suffire pour faire bien comprendre l'économie générale de notre projet, et nous pourrions, pensons-nous, nous arrêter ici, mais nous entendons de tous côtés, bourdonner à nos oreilles une foule de questions de détail et d'application dont quelques-unes demandent une réponse immédiate.

La prime d'assurance s'appliquant *en bloc*, sur la valeur totale du cheptel, et non par tête de bétail, comment obtiendrez-vous, nous dit-on, le chiffre exact du sinistre, en cas de mort d'un animal assuré ?

Comment? mais tout simplement par voie d'expertise, les experts étant, EN RÈGLE ABSOLUE, toujours choisis parmi les assurés, c'est-à-dire *parmi ceux qui sont les plus intéressés à bien faire.*

Tous les animaux d'une ferme seront-ils admis à l'assurance ? Non pas ! Les uns doivent être considérés comme des non-valeurs ; les autres au contraire atteignent un prix si élevé que la perte de l'un d'eux suffirait pour absorber en entier le fonds social de l'assurance.

Il nous semble donc qu'il y aurait lieu d'établir un minimum et un maximum de valeur en dehors desquels la caisse d'assurance n'aurait plus de responsabilité, soit, par exemple : 100 fr. pour le chiffre le plus bas, et 1,500 fr. pour le plus élevé.

Du reste, il conviendrait également de stipuler que chaque

assuré resterait son propre garant pour une part à fixer ultérieurement, mais qui ne devrait jamais être de moins du quart de la valeur de l'animal ou des animaux à estimer.

Enfin, la quotité de la prime d'assurance serait réglée d'après le rapport de la perte annuelle présumée, à la valeur assurable à constater par voie de statistique.

Prenons un exemple qui nous permettra de mieux faire saisir notre pensée.

Il y a quelques années, nous avions projeté de créer l'assurance mutuelle dans la commune de Plouëdern (canton de Landerneau).

Procédant par ordre, nous avions d'abord fait établir la statistique aussi exacte que possible, de la fortune en mobilier-bétail de cette commune, qui fut évaluée à près de 200,000 fr. Nous déterminâmes ensuite le chiffre moyen, en argent, des pertes occasionnées par la mortalité, à Plouëdern, et nous reconnûmes que pour les dix années précédentes, ce chiffre s'élevait à près de 4,000 fr.; soit donc en définitive, 200,000 fr. de valeurs assurables d'une part, et 4,000 fr. de pertes éventuelles, d'autre part, ce qui nous donne la proportion de 2 0/0 comme taux de prime à établir, taux que l'on jugera être assurément fort minime pour chacun, si l'on pouvait répartir également les pertes entre tous les ayants cause.

C'est bien ce qui devrait être, et c'est même ce à quoi nous visons en ce moment, mais tout le monde sait combien nous sommes encore éloigné du but que nous voulons atteindre.

Avec un peu de courage et de persévérance, Dieu aidant, nous espérons cependant bien y parvenir quelque jour; c'est même cette conviction qui nous soutient et qui nous anime dans notre entreprise; c'est elle aussi qui nous permet de croire que quoi qu'il advienne, quels que soient en définitive les résultats auxquels nos efforts devront aboutir, nous n'aurons pas agi en vain, car ce que nous aurons fait ne restera pas absolument inutile.

Nous entrevoyons encore plusieurs questions ou objections qui nous sont adressées par nos lecteurs, mais nous ne nous y arrêterons pas en ce moment, car nous craignons de prolonger outre mesure cette note, qui doit se circonscrire dans de justes limites. Du reste, la réponse à ces objections aura son jour et son heure, quand il nous sera donné de nous mettre résolument à l'œuvre.

Pour le moment, nous voulons appeler un instant l'attention sur la possibilité d'organiser le *Crédit agricole* par l'*Assurance.*

Ici nous serons bref, attendu que nous nous sentons sur un terrain mouvant et que nous craignons de voir, à chaque instant, le sol fuir sous nos pas.

Nous avons, en effet, si peu l'habitude de ces questions d'organisations financières, et si peu d'aptitude à les traiter, que force nous est de nous borner à une simple mention du projet qui nous est venu en tête, croyant fermement qu'il y a dans cette conception, quelque chose à prendre, mais craignant surtout, en raison de notre défaut complet de compétence, de faire fausse route.

A tout hasard, nous devons dire ce que nous croyons bon, dans l'intérêt de tous ; nous ne devons pas hésiter à faire connaître que nous sommes persuadé qu'il serait possible d'arriver, sans trop d'efforts, à créer le *Crédit agricole*, comme corollaire obligé de l'établissement de la *Caisse d'assurance contre la mortalité du bétail.*

Voici, en quelques mots, quelles sont nos vues à cet égard.

Si nous retournons un instant à Plouëdern, où nous avons déjà reconnu le chiffre exact de la valeur du cheptel entretenu dans la commune, de même que celui des pertes moyennes éprouvées annuellement par suite de la mortalité ;

Si, d'un autre côté, nous maintenons le taux de l'assurance à 5 0/0 des valeurs constatées et si nous supposons que tous les propriétaires d'animaux de cette circonscription sont assurés, nous aurons un encaisse de 10,000 fr., pour répondre d'un total de sinistres s'élevant à 4,000 fr. moins 1,000 fr., soit 3,000 fr. (en raison de la réserve édictée aux statuts, qui rend chaque assuré garant pour son propre compte d'une part égale au quart de la valeur des animaux morts).

Il est vrai que nous avons à subvenir aux frais d'administration, et qu'en supposant que ces frais s'élèvent à 1,000 fr. (ce qui est évidemment exagéré), nous revenons, en somme, à devoir 4,000 fr.

Or, 4,000 fr. retranchés de 10,000 fr., nous laissent un reliquat de 6,000 fr. Qu'en ferons-nous ?

De deux choses l'une : ou nous rendrons à chaque associé la part de reliquat qui lui revient, ou bien, nous retiendrons cette part, pour en former le noyau d'une caisse de prêt agricole, à l'usage des membres de l'Association.

Et voilà créé, *ipso facto*, ce fameux CRÉDIT AGRICOLE après lequel tout le monde aspire, sans que personne ait encore pu l'atteindre.

Que vaut cette idée? nous n'en savons rien, absolument rien. Si elle est réalisable, si elle est pratique, si elle peut s'appliquer aisément dans notre pays, nous n'en savons rien, encore une fois, et ne pouvons par conséquent rien dire à ce sujet. Nous la croyons bonne, excellente même, et pour ce motif, nous n'hésitons pas à la jeter dans la circulation, désirant que d'autres plus experts en la matière, et plus autorisés, viennent répondre pour nous.

Quant à nous, nous nous estimerons trop heureux si nous avons eu la bonne chance de contribuer, pour si peu que ce soit, à la solution de ce problème inextricable qui préoccupe à un si haut degré et à si juste titre, nos gouvernants et nos législateurs.

NOTE N° 6.

De la statistique des animaux domestiques dans le Finistère.

Après ce que nous venons de dire, est-il nécessaire de nous arrêter longtemps à démontrer l'utilité de la statistique des animaux domestiques dans le Finistère? Non, sans doute, mais il convient peut-être d'insister sur quelques points, à ce sujet.

Il y a trente ou trente-cinq ans, cette statistique fut dressée par feus Kerzéan, pour l'arrondissement de Brest, et Eléouët, pour l'arrondissement de Morlaix. L'œuvre de ce dernier, vrai travail de bénédictin, est même restée comme un monument à consulter si l'on veut bien connaître l'histoire agricole de l'arrondissement de Morlaix, dans la première moitié de ce siècle. Quant au travail de Kerzéan, nous ne savons s'il a jamais été publié, mais à en juger d'après les fragments que nous en avons eu entre les mains, il ne devait le céder en rien à celui de son confrère et ami Eléouët.

Aujourd'hui, ceux d'entre nous qui reprendront en sous-œuvre le travail de nos devanciers, n'auront guère qu'à rectifier, dans les chiffres, suivant les indications fournies par l'observation, la statistique faite autrefois par nos patients et courageux confrères, qui nous tracèrent vaillamment la route du devoir professionnel, à une époque et dans des circonstances où les travaux de ce genre étaient bien plus difficiles à entreprendre et à mener à bonne fin qu'ils ne le sont aujourd'hui.

Toutefois, nous devrons apporter quelques modifications dans le *modus faciendi* de nos vieux confrères, en nous appliquant à satisfaire aux exigences spéciales résultant du point de vue spécial aussi qui est notre constant objectif en ce moment.

C'est-à-dire que l'obligation de relever avec soin les chiffres et les causes de la mortalité des animaux s'impose à notre attention plus impérieusement que jamais.

La chose d'ailleurs ne présentera pas autrement de difficultés, pourvu que chacun des vétérinaires du service, d'accord avec les autorités communales, y mette un peu de soin, d'attention et de bonne volonté.

Il arrivera que les documents ainsi formés, étant centralisés entre les mains du Vétérinaire-Inspecteur, fourniront les éléments d'un bulletin mensuel ou trimestriel des plus intéressants pour tout le monde, comme cela a lieu en Belgique et en Alsace-Lorraine.

A la fin de chaque année, il pourra être fait un rapport général, résumant les rapports particuliers des vétérinaires cantonaux. Ce rapport qui devra être adressé à chacun des maires de la circonscription, restera comme un document à consulter avec fruit, par les nombreux intéressés, qui y trouveront des indications des plus précises et des plus utiles.

NOTE N° 7.

De l'union des départements bas-bretons contre l'invasion des maladies épizootiques.

La forme péninsulaire de notre pays bas-breton qui nous donne le privilège d'une facile défense contre l'invasion des maladies épizootiques ; la communauté du régime économique rural de nos trois départements, qui fait que si notre bétail est essentiellement mobile par destination, c'est parce que la division du travail agricole, chez nous, exige ces continuelles mutations à l'intérieur, tandis que l'exportation incessante appelle au dehors le trop plein de notre production, *à l'exclusion de tout mouvement un peu sérieux d'importation d'animaux ;* l'homogénéité constatée de nos races domestiques qui permet de distinguer et de reconnaître parmi tous les autres, les animaux originaires de nos écuries ou de nos étables ; — toutes ces circonstances réunies — doivent nous porter à profiter de la situation très favorable à nous faite, pour répondre aux griefs qui nous sont reprochés

— notamment par l'Angleterre, dont le Gouvernement à cause de cela, ferme impitoyablement la porte du territoire britannique à l'entrée de notre bétail — de n'avoir pas su organiser chez nous un système défensif efficace, contre l'invasion des épizooties d'une part, et d'autre part, contre l'expansion des maladies contagieuses, au dehors.

La chose, croyons-nous, serait assez facile à réaliser, si nous voulions bien considérer qu'il est assez rare de voir les maladies épizootiques générales sévir dans nos contrées, avant de s'être manifestées partout ailleurs, en Europe. Ceci est un fait d'observation, dont les plus âgés parmi nous peuvent rendre témoignage, et que pour notre part, nous avons remarqué plus d'une fois.

Bien plus, nous avons encore constaté que ces affections épizootiques générales, ces *zoonoses*, comme on les appelle aujourd'hui, présentent souvent un caractère spécial de bénignité relative qui laisse croire qu'elles ont perdu, en chemin, une grande partie de leurs forces nocives.

Enfin, nous devons remarquer, en outre, que pour deux des maladies les plus graves et les plus contagieuses — le typhus et la péripneumonie des bêtes à cornes — nous n'avons guère à craindre la première, et que quant à la seconde, elle est tout à fait inconnue, dans le Finistère tout au moins. Toutefois, nous devons aussi constater que ce dernier fléau sévit assez près de nous, dans la Vendée et dans la Loire-Inférieure, où il a occasionné de grands ravages, et qu'il a fait également son apparition dans l'Ille-et-Vilaine, ce qui nous porte à jeter le cri d'alarme, et à dire : « Sentinelles, prenez garde à vous ! »

Pour tous ces motifs, n'y aurait-il pas lieu d'aviser à une défense commune du territoire bas-breton, et à cause de cela, ne devons-nous pas provoquer l'attention des hommes compétents sur la convenance qu'il y aurait à établir entre nos trois départements un lien fédératif, qui aurait pour conséquence obligée de créer une certaine unité de direction dans le service sanitaire des trois départements des Côtes-du-Nord, du Finistère et du Morbihan ?

H. M. Tanguy.

Landerneau, le 25 mars 1882.

ANGERS. IMPRIMERIE LACHÈSE ET DOLBEAU.

LA PRESSE VÉTÉRINAIRE

PARAISSANT A LA FIN DE CHAQUE MOIS

JOURNAL PUBLIÉ SOUS LA DIRECTION DE :

MM. **J. BIOT**, de Pont-sur-Yonne.
L. GARNIER, de Paris.
H. ROSSIGNOL, de Melun.

AVEC LA COLLABORATION DE :

MM.

Boulay, vétérinaire à Paris.

Butel, vétérinaire à Meaux.

L. Degoix, ex-répétiteur à l'École d'Alfort, vétérinaire à Avallon.

J.-B. Delpérier, vétérinaire à Paris.

L. Dus, vétérinaire à Mehun (Cher).

Duliège, à Beaufort (Maine-et-Loire).

Faucon, vétérinaire à St-Germain, ex-président de la Société de Médecine vétérinaire pratique.

E. Fréminet, vétérinaire à Troyes.

Gassend, directeur de la station agronomique de Melun.

Rémondeau, vétérinaire au Blanc (Indre).

MM.

Gramain, vétérinaire à Sergines (Yonne).

H. Marlot, vétérinre à Entrains (Nièv.)

Michelin, adjoint au maire du 7e arrondissement, avocat à la Cour d'appel, docteur en droit.

F. Rouillay, avocat à la Cour d'appel de Paris.

Thomassen, professeur à l'École vétérinaire d'Utrecht (Hollande).

Tanguy, vétérinaire à Landerneau.

E. Thierry, vétérinaire à Tonnerre.

P. Vigier, ex-préparateur de chimie à l'École polytechnique, président de la Société de Pharmacie de Paris.

La *Presse Vétérinaire* publie *in extenso* le Bulletin de la Société de Médecine vétérinaire pratique.

RÉDACTEUR EN CHEF : **L. GARNIER**
Ex-Vétérinaire à Paris, Avocat.

ON S'ABONNE :

Au bureau du Journal, chez M. L. GARNIER, rue de la Chaise 8, Paris.

76

www.ingramcontent.com/pod-product-compliance
Ingram Content Group UK Ltd.
Pitfield, Milton Keynes, MK11 3LW, UK
UKHW020516180726
13839UKWH00005B/2114

9 782329 373843